AF448026

ASSOCIATION FRANÇAISE

POUR

L'AVANCEMENT DES SCIENCES

CONGRÈS DE ROUEN

1883

M ______________________________

PARIS

AU SECRÉTARIAT DE L'ASSOCIATION

4, rue Antoine-Dubois, 4.

(PLACE DE L'ÉCOLE-DE-MÉDECINE.)

ASSOCIATION FRANÇAISE
POUR L'AVANCEMENT DES SCIENCES

Congrès de Rouen. — 1883.

M. le Docteur Henri HENROT

Professeur d'hygiène à l'École de médecine de Reims.

DE L'INFLUENCE DE LA PRESSE SUR LA CRIMINALITÉ

— Séance du 22 août 1883 —

La presse est devenue l'un des agents les plus importants, les plus indispensables de la société moderne.

Au point de vue philosophique et politique, elle doit jouir et elle jouit de la plus grande liberté.

Au point de vue de la morale et de l'hygiène, elle doit conserver une certaine réserve.

Dans les affaires de mœurs, le huis clos et la défense de la publicité des débats empêchent, avec raison, la diffusion d'une foule de détails malpropres.

La contagiosité de certains crimes commis sur les personnes impose l'intervention de l'hygiène publique.

Le crime d'une façon générale, l'assassinat en particulier sont des choses hors nature, résultant d'une perversion intellectuelle, d'un défaut d'équilibre dans le fonctionnement du cerveau. Au point de vue philosophique, le criminel est un malade, mais un malade responsable, car la perversion intellectuelle est le plus souvent le résultat d'excès alcooliques ou vénériens volontaires.

La contagion des maladies se fait soit par la présence d'un agent infectieux, d'un virus par exemple, soit, pour les maladies nerveuses, par imitation.

CT

La contagion du rire, du bâillement, de l'éternuement, du vomissement, du hoquet peut s'exercer instantanément sur un grand nombre de personnes.

La contagion du bégaiement, de la danse de Saint-Guy, de l'aboiement, de la monomanie religieuse, du suicide, de certaines formes d'hystéro-épilepsie est absolument démontrée.

La contagion par imitation peut, comme l'a démontré Fodéré, se faire des bêtes à l'homme, et comme l'a prouvé M. Bouley, de bête à bête.

Moreau fils, de Tours, a démontré la contagion du suicide ; il en relate de nombreuses épidémies. L'une se produisit sur les femmes de Lyon, qui se précipitaient dans le Rhône. En 1772, quinze invalides, en un très court espace de temps, se pendirent à un crochet qui se trouvait dans un passage obscur de l'Hôtel. Sabatier le fit enlever, les suicides cessèrent. On a vu des soldats se suicider, en grand nombre, dans la même guérite, et le général être obligé de la faire brûler pour arrêter cette épidémie.

Les suicides se produisant dans des circonstances extraordinaires, ceux des individus qui se précipitent des tours de Notre-Dame, de la colonne Vendôme ou de la tour de Londres, sont quelquefois tellement fréquents, que l'on a dû, à différentes reprises, interdire l'ascension de ces monuments au public pour les faire cesser.

Le grand retentissement des crimes les plus monstrueux par les journaux, les romans, les affiches illustrées et aussi le théâtre, contribue, d'une manière évidente, à la répétition de ces mêmes crimes.

Cette influence désastreuse a été signalée de tout temps ; mais, depuis l'apparition des Tropmann, le mal a redoublé. D'après le rapport du ministre de la justice au président de la République, il y a eu en France, en 1881, 1.608 crimes contre les personnes. Les parricides, les empoisonnements, les infanticides et les viols sont en diminution sur les années précédentes ; au contraire, les assassinats et les meurtres sont en augmentation ; il y a eu, en 1881, 217 assassinats au lieu de 186 ; 182 meurtres au lieu de 123.

Voici, du reste, la progression pour les assassinats :

193 en 1877 ; 186 en 1878 ; 192 en 1879 ; 194 en 1880 ; 217 en 1881.

Sur ces 217 assassinats, il y en a eu en moyenne un par an au-dessous de 16 ans :

16 à 18 de 16 à 21 ans.

53 à 54 de 21 à 40 ans.

29 à 30 chez les sujets complètement illettrés.

65 à 70 chez les sujets sachant lire et écrire.

On le voit, un commencement d'instruction, non secondé par l'éducation, n'est pas suffisant pour arrêter le crime.

L'assassinat n'est plus seulement le fait de la brute et de l'idiot, mais aussi de l'homme civilisé.

Les assassinats sont devenus plus fréquents; ils sont accompagnés de circonstances aggravantes, car on ne se contente plus de tuer la victime, on la découpe, on la mutile. D'une façon inconsciente, la basse presse, en attirant incessamment l'attention du public sur ces tristes personnages, en reproduisant par l'image, le portrait des assassins, quelquefois même les scènes les plus émouvantes et les plus fantaisistes du crime, favorise la contagion par imitation.

Tel individu qui aurait dû vivre dans la plus grande obscurité, devient instantanément célèbre, parce qu'il a trouvé un raffinement dans la perpétration d'un crime.

Le besoin si légitime de parvenir à la célébrité par le génie, par le travail, par l'invention, a son contrepoids dans le même besoin d'arriver par le dévergondage dans les idées, par l'excentricité, par le hideux perfectionnement du crime.

Le journal a une action plus puissante que le livre, parce qu'il s'adresse à un public plus nombreux et moins intelligent, et surtout parce que chaque jour il reproduit, il développe des faits semblables. La presse honnête relègue dans les faits divers, et sous une forme brève, l'annonce d'un crime; la basse presse, celle que l'on a qualifiée du nom très justifié de pornographique, développe, commente, amplifie, dramatise tous ces faits immondes dans le seul but d'augmenter son tirage. Elle fait plus, elle joint le dessin ou l'image, dont l'éloquence est si naturelle et si persuasive, pour frapper tous les esprits, même ceux des illettrés et des enfants.

Il y a là un danger public.

Au nom de l'hygiène publique, l'autorité interdit la circulation d'un cadavre de varioleux ou de cholérique, elle devrait être suffisamment armée pour s'opposer à la contagion du crime par imitation.

Comme le dit avec raison Legrand du Saulle : « La liberté d'écrire ne doit pas prévaloir contre les vrais intérêts de l'humanité; on ne nuit pas à la liberté en prohibant la vente de poisons sur nos marchés. »

Esquirol, Bouchut, Rambosson, Charcot, Dupuis, Moreau (de Tours), Legrand du Saulle ont éloquemment plaidé cette cause.

Despine dit « que le retentissement donné aux faits immoraux de toute espèce, soit par les petits journaux qui nourrissent le peuple de faits criminels, faits toujours émouvants, et, par conséquent, fort attrayants, soit par la basse littérature, qui a adopté sans partage, pour objet de ses romans, les actes les plus immoraux, réels ou imaginaires, soit par les pièces théâtrales, dans lesquelles toutes les mauvaises passions sont continuellement mises en relief, est une cause de démoralisation et une cause de danger pour la sécurité publique, danger grave auquel il importe de remédier. »

Et il ajoute : « C'est pourquoi, lorsque les populations ont l'esprit occupé par des faits immoraux, criminels, monstrueux, on voit se produire un grand nombre de méfaits de toute espèce. Ainsi, c'est principalement lorsque les populations sont absorbées par les comptes rendus des procès criminels les plus odieux et les plus émouvants, c'est aussi à l'époque des exécutions capitales, époque où les crimes qui ont donné lieu à cette peine suprême occupent le plus les esprits, que se commettent le plus grand nombre de crimes. »

Legrand du Saulle abonde dans le même sens : « Le péril, c'est la publicité accordée par tous les journaux à ces lugubres histoires, à ces tragiques comptes rendus qui enregistrent avec un regrettable empressement la chronique des faits divers. Si le dossier de la justice criminelle, si les cartons de la police vont sans cesse grossissant, n'en cherchez pas ailleurs la cause principale.

» Si l'imitation contagieuse existe, et personne n'en saurait douter à propos d'une foule d'actes ordinaires de la vie, à plus forte raison doit-on l'admettre dans les cas où les facultés intellectuelles, morales et affectives sont en jeu. Eh bien, pourquoi familiariser les cerveaux fragiles, les organisations impressionnables, les sujets débiles, méchants ou corrompus, avec ces permanentes exhibitions de tortures, de fer, de corde et de poison?... Pourquoi établir ces frottements continuels entre l'âme paisible et cet être gangrené dont l'arme a semé l'épouvante et le deuil ?

» Que l'on fasse des recueils spéciaux pour les besoins de la science, de la magistrature et du barreau, c'est évidemment fort utile, mais que l'on ne mette point dans les mains de tous cet instrument de corruption morale. A ce prix vous verrez diminuer les chiffres aujourd'hui si élevés du crime et de la mort volontaire. »

Nous n'avons pas besoin d'étudier la nature des principes contagieux dans les névroses et dans la perversion criminelle, il nous suffit de savoir que la contagion par imitation existe, qu'elle est puissante, qu'elle fait de grands ravages, que les assassinats augmentent en fréquence et en cruauté, pour rechercher les moyens les plus efficaces d'arrêter le mal.

Moreau (de Tours) pense que le meilleur obstacle à opposer à cette pernicieuse contagion du crime, c'est le silence; c'est aussi notre avis, que nous voudrions faire prévaloir parmi vous.

Nous proposons les mesures suivantes :

1° Affirmer la contagion du crime par imitation.

2° Faire un pressant appel auprès des publicistes pour les engager à faire le silence sur tous ces faits monstrueux qui constituent de véritables maladies mentales ; ce serait humain, puisqu'on écarterait un danger pour la société ; ce serait généreux, puisqu'on ne vouerait pas le nom du coupable ou du malade à une perpétuelle abjection.

3° Réserver la publicité de ces affaires à la presse médicale ou judiciaire.

4° Susciter les mesures législatives invitant le président des assises à réclamer le huis clos pour certains assassinats, comme pour les affaires de mœurs.

5° Réclamer des mêmes pouvoirs la possibilité de faire toujours les exécutions capitales dans l'intérieur de la prison.

DISCUSSION

M. ROCHARD reconnaît qu'à Paris la pornographie est déplorable, dangereuse surtout pour l'enfance, et signale en même temps des faits très malheureux d'immoralité chez de jeunes ouvrières.

M. THORENS signale également le danger de certaines feuilles médicales, à l'usage des gens du monde, la *Médecine populaire*, par exemple, où les mystères de la génération se trouvent expliqués tout au long.

A M. TRÉLAT, qui objecte que la presse est libre, et doit rester libre, M. HENROT répond que, dans l'étude qu'il vient de présenter, il ne s'est placé qu'au point de vue de l'hygiène, qui, il faut le reconnaître, a toute qualité et toute compétence pour indiquer aux publicistes la cause d'un mal dont ils ne connaissent pas la gravité.

PARIS. — IMP. CHAIX (S.-O.). — 17072-4.

ASSOCIATION FRANÇAISE

POUR L'AVANCEMENT DES SCIENCES

EXTRAIT DES STATUTS ET RÈGLEMENT

STATUTS.

ART. 4. — L'Association se compose de membres fondateurs et de membres ordinaires; les uns et les autres sont admis, sur leur demande, par le Conseil.

ART. 6. — Sont membres fondateurs les personnes qui auront souscrit, à une époque quelconque, une ou plusieurs parts du capital social : ces parts sont de 500 francs.

ART. 7. — Tous les membres jouissent des mêmes droits. Toutefois, les noms des membres fondateurs figurent perpétuellement en tête des listes alphabétiques, et les membres reçoivent gratuitement, pendant toute leur vie, autant d'exemplaires des publications de l'Association qu'ils ont souscrit de parts du capital social.

RÈGLEMENT

ART. 1er. — Le taux de la cotisation annuelle des membres non fondateurs est fixé à 20 francs.

ART. 2. — Tout membre a le droit de racheter ses cotisations à venir en versant, une fois pour toutes, la somme de 200 francs. Il devient ainsi membre à vie.

Les membres ayant racheté leurs cotisations pourront devenir membres fondateurs en versant une somme complémentaire de 300 francs. Il sera loisible de racheter les cotisations par deux versements annuels consécutifs de 100 francs.

La liste alphabétique des membres à vie est publiée en tête de chaque volume, immédiatement après la liste des membres fondateurs.

Les souscriptions sont reçues :

Au SECRÉTARIAT 4, rue Antoine-Dubois (Place de l'École-de-Médecine).

Les souscriptions des membres fondateurs peuvent être versées en une seule fois ou en deux versements de chacun 250 francs.

PARIS — IMPRIMERIE CHAIX (s.-o:). — 17782-4.